Muhammad Rizwan Nazeer
Farhan Raza Khan

Morfologia do Canal Radicular do 1º Molar Mandibular na População Paquistanesa

Muhammad Rizwan Nazeer
Farhan Raza Khan

Morfologia do Canal Radicular do 1º Molar Mandibular na População Paquistanesa

ScienciaScripts

Imprint
Any brand names and product names mentioned in this book are subject to trademark, brand or patent protection and are trademarks or registered trademarks of their respective holders. The use of brand names, product names, common names, trade names, product descriptions etc. even without a particular marking in this work is in no way to be construed to mean that such names may be regarded as unrestricted in respect of trademark and brand protection legislation and could thus be used by anyone.

Cover image: www.ingimage.com

This book is a translation from the original published under ISBN 978-3-330-31859-5.

Publisher:
Sciencia Scripts
is a trademark of
Dodo Books Indian Ocean Ltd. and OmniScriptum S.R.L publishing group

120 High Road, East Finchley, London, N2 9ED, United Kingdom
Str. Armeneasca 28/1, office 1, Chisinau MD-2012, Republic of Moldova, Europe
Printed at: see last page
ISBN: 978-620-7-87400-2

ÍNDICE DE CONTEÚDOS

Agradecimentos

Todos os louvores a Alá Todo-Poderoso. Foi apenas com a Sua vontade que pude empreender esta tarefa e concluí-la.

Estou grato ao meu supervisor, Dr. Farhan Raza Khan, pela sua sincera assistência e orientação em todas as fases de compilação e finalização deste texto.

Este trabalho não teria sido possível sem o apoio e as orações constantes da minha mãe (Irshad Bibi), do meu pai (Nazeer Hussain), dos meus irmãos (Imran Nazeer e Kamran Nazeer) e das minhas irmãs (Mussarat e Humera).

Não seria justificado se não agradecesse a todos os meus colegas de pós-graduação que me ajudaram de todas as formas possíveis na realização do meu trabalho de investigação.

Por último, gostaria de agradecer a todo o pessoal dentário do Hospital Universitário Aga Khan pela sua ajuda neste projeto de investigação.

Muhammad Rizwan Nazeer

Abreviaturas

CBCT	Cone Beam Computed Tomography
PA	Periapical radiograph
MM	Middle mesial
SEM	Scanning Electron Microscopy
CT	Computed tomography
SCT	Spiral computed tomography
mCT	Micro computed tomography
2D	Two dimensional
3D	Three dimensional

Morfologia do canal radicular do primeiro molar inferior numa amostra da população paquistanesa avaliada através de tomografia computorizada de feixe cónico

Resumo:

Introdução:

O desbridamento inadequado do espaço do canal radicular é uma das causas mais comuns de fracasso do canal radicular. Para obter resultados bem-sucedidos no tratamento endodôntico, o dentista deve ter um conhecimento profundo do sistema de canais radiculares, das suas variações e das características dos diferentes grupos étnicos. A nível mundial, foram efectuados inúmeros estudos sobre a morfologia dos canais radiculares dos primeiros molares inferiores permanentes, mas os dados locais sobre a morfologia dos canais são escassos. Por conseguinte, o presente estudo é suscetível de melhorar a qualidade do tratamento do canal radicular, reduzindo as probabilidades de insucesso e evitando encargos desnecessários para os pacientes.

Objetivo:

Avaliar a morfologia da raiz e do canal do primeiro molar inferior numa amostra da população paquistanesa utilizando a tomografia computorizada de feixe cónico (CBCT).

Materiais e métodos:

Um total de 142 primeiros molares permanentes inferiores foram avaliados em 78 exames de TCFC. Todas as radiografias foram obtidas de pacientes que visitaram o Hospital Universitário Aga Khan, em Karachi, Paquistão. Todos os registos eram da população paquistanesa.

As imagens de CBCT foram obtidas utilizando o sistema Sirona Denal (D-64625 Bensheim, Alemanha) operado a 85 kVp e 7 mA. As imagens de secção transversal nos planos axial, coronal e sagital foram reconstruídas utilizando o GALAXIS versão 1.9 (um produto da SICAT GmbH & Co. KG, Bona, Alemanha). Foram avaliados o número e a configuração das raízes, o número de canais radiculares e as configurações dos canais com base na classificação de Vertucci.

Resultados:

Dos 142 primeiros molares inferiores, um dente (0,7%) tinha três raízes, enquanto os restantes (99,3%) tinham duas raízes. O comprimento médio dos dentes dos molares foi de 20,5 ± 1,5 mm, com altura média da coroa de 6,8 ± 0,6 mm. O tipo de Vertucci mais frequente foi o tipo IV para a raiz mesial (60,56%) e o tipo I para a raiz distal (30,99%).

Conclusões*:*

Numa amostra de indivíduos paquistaneses que visitaram a nossa instituição, a configuração do canal classe IV de Vertucci foi predominante na raiz mesial e a classe I foi comum na raiz distal dos primeiros molares inferiores permanentes. Não houve diferença entre os dois géneros quanto à morfologia do canal radicular.

Palavras-chave*:*

Anatomia do canal radicular; endodontia; CBCT; classificação de Vertucci.

Título:

Morfologia do Canal Radicular da Raiz Distal do Primeiro Molar Mandibular numa Amostra da População Paquistanesa por Tomografia Computorizada de Feixe Cónico

Capítulo 1

Introdução:

O resultado bem sucedido de uma terapia endodôntica depende de determinados factores, sendo o mais importante a preparação do canal radicular.[1] Uma das causas mais comuns de insucesso do canal radicular é um desbridamento inadequado do espaço do canal radicular, deixando restos de tecido pulpar, microrganismos ou os seus subprodutos no espaço do canal. Os restos actuam como focos de infeção, resultando em doença pós-tratamento. [2] Para obter melhores resultados de tratamento, é essencial que o clínico tenha um conhecimento profundo da anatomia básica do canal radicular e das suas variações morfológicas.[3-4] As alterações genéticas ou ambientais podem resultar numa anatomia variável do canal radicular,[5] pelo que pode variar entre diferentes grupos populacionais.[6]

O primeiro dente permanente que irrompe na cavidade oral são os primeiros molares inferiores e o peso da cárie com subsequente tratamento de canal é o mais elevado nestes dentes.[3-4] Geralmente, o primeiro molar inferior tem duas raízes (mesial e distal) e três a quatro canais.[7] Estudos recentes que avaliaram a morfologia dos canais radiculares revelaram uma maior incidência de dois canais na raiz distal, registando um intervalo de 27-50%.[8-10]

A presença de um terceiro canal na raiz mesial dos primeiros molares inferiores é pouco frequente, a sua prevalência varia entre 1 e 15%. ,[511-15] Os estudos relataram resultados variáveis relativamente à morfologia do canal radicular do 1.º molar inferior. Razmi *et al*[8] relataram a prevalência da morfologia do canal radicular distal entre a população iraniana: tipo I 57,5%, tipo II 12,7%, tipo III 4,8%, tipo IV 12%, tipo V 8,6%, para os tipos VI, VII e VIII 4,2%. Enquanto outro estudo[10] realizado entre a população paquistanesa registou o tipo I 30%, o tipo II 26,7%, o tipo IV 20,0, o tipo V 20,0 e o tipo VI 3,3%, respetivamente. Portanto, existe variabilidade entre os diferentes grupos étnicos. Relativamente à presença de delta apical, um estudo mostrou que a sua prevalência era de 6% na raiz distal,[16] enquanto outro estudo afirmou que era de 14%.[8]

Uma das variantes importantes registadas no primeiro molar inferior é a presença de uma raiz distal adicional. A raiz adicional está presente no aspeto disto-lingual do dente como radix entomolaris. Este dente tem quatro canais em vez de três. ,[25 17-18] A prevalência de radix entomolaris no primeiro molar inferior tem mostrado variações étnicas e parece ser inferior a 3% entre os negros[19] , cerca de 6,4% entre os brancos[20] , entre 5% e mais de 30% em traços mongolóides.[21] e é variável entre os estudos.[8]

Foram descritos na literatura vários métodos para a avaliação da anatomia do canal radicular. Estes incluem a técnica de coloração e desobstrução do canal, ,[1622-23] radiografia convencional e digital,[24] microscopia operacional clínica[25] e avaliação radiográfica reforçada com meio de contraste.[26] As radiografias periapicais convencionais ou digitais são normalmente o método mais preferido para a avaliação da anatomia do canal radicular antes e durante o tratamento do canal radicular. No entanto, estas radiografias não são fiáveis devido a limitações inerentes, como a sobreposição de estruturas anatómicas e a distorção, como o alongamento ou o encurtamento, etc. [27] Recentemente, foi introduzida a tomografia computorizada de feixe cónico (CBCT), que fornece imagens tridimensionais precisas de toda a anatomia do canal radicular e é considerada o método in vivo mais fiável para visualizar a morfologia do canal em endodontia. [28] Proporciona ao clínico a oportunidade de visualizar a anatomia do canal radicular não só em planos transversais, sagitais e coronais, mas também em planos oblíquos. A disponibilização de imagens em três planos diferentes elimina a sobreposição da estrutura anatómica, aumentando assim a precisão do diagnóstico. Ajuda o médico a visualizar o número exato de canais radiculares e a sua convergência e divergência com precisão. [26] Estas vantagens permitem ao médico efetuar um tratamento endodôntico de qualidade com menor probabilidade de insucesso. [28]

Foram publicados numerosos dados sobre a morfologia do canal radicular do primeiro molar inferior em diferentes populações, utilizando a TCFC. [29 30] Na literatura local, até à data, apenas foram publicados dois estudos sobre a morfologia do canal do primeiro molar inferior na população do Paquistão. 1 [,031] No entanto, nenhum dos estudos utilizou a TCFC como ferramenta de avaliação. Uma vez que o sucesso do tratamento do canal radicular depende em grande medida da compreensão da morfologia do canal do dente por parte do dentista, é provável que este estudo melhore a qualidade do tratamento do canal radicular no primeiro molar permanente inferior, reduzindo o seu insucesso e evitando encargos económicos desnecessários para os pacientes.

Capítulo 2

Revisão da literatura:

Primeiro molar permanente mandibular:

O primeiro molar inferior é o primeiro dente permanente que irrompe na cavidade oral e é o que mais frequentemente necessita de tratamento de canal devido à exposição precoce à cárie. Por isso, a sua morfologia tem recebido uma atenção considerável e é avaliada por vários estudos. [2, 3, 5, 6, 1013, 19,20,26,31]

O primeiro permanente da mandíbula tem normalmente duas raízes, mas por vezes pode ter três raízes. [2, 5, 17, 18] A raiz adicional está normalmente localizada disto-lingualmente à raiz principal disto-bucal, é mais pequena em diâmetro e mais curva. [2, 32] A frequência do primeiro molar mandibular com três raízes relatada na literatura é variável, ou seja, em negros 3 %[19] , brancos cerca de 6,4%[20] , entre 5%, mais de 30% em traços mongolóides[21] , 3,2% em paquistaneses,[33] 5,97% em indianos[2] , 1,41 % na população turca[34] e é considerada variável entre diferentes populações. [8]

Na raiz mesial do primeiro permanente da mandíbula, estão normalmente presentes dois canais, ou seja, o mesiobucal e o mesiolingual. No entanto, um terceiro canal (mesial médio, MM) está por vezes presente no sulco de desenvolvimento entre os dois canais mesiais. A frequência do canal mesial médio (MM) relatada na literatura está na faixa de 115%. [15-32] Na raiz distal, podem estar presentes um, dois ou três canais.[32] A frequência de dois canais relatada está na faixa de 27-50%. [8-10] Três canais distais, quando presentes, são uma observação mais frequente em primeiros molares inferiores com três raízes. [35]

A morfologia do canal radicular do primeiro molar inferior foi amplamente estudada em vários grupos populacionais e os seus resultados demonstram que apresenta diversas variações morfológicas. [10,36,37] Gu *et al,* relataram que a configuração mais comum do canal radicular mesial na população chinesa é o tipo IV (64,4%) seguido pelo tipo II (11,1%),[36] No entanto, Zaatar *et al* relataram na população do Kuwait que o mais comum é o tipo II (56,5%) seguido pelo tipo IV (42,9%). [37] Wasti *et al*[10] verificaram que a configuração de canal mais comum na raiz mesial da população paquistanesa é do tipo IV (66,7%) e do tipo II (23,3%), mas Faraz *et al*[31] observaram o tipo IV (70,7%) e o tipo II (26,8%), respetivamente.

Relativamente à morfologia do canal radicular distal, Rwenyonyi *et al*[38] verificaram que, na população ugandesa, a frequência do tipo 1 (84,8%), do tipo IV (9,4%) e do tipo II (1,3%). Ahmed *et al,* relataram a frequência do tipo I (38%), tipo II (28%) e tipo IV (22%). Assim, existem variações na morfologia do canal entre vários grupos populacionais. Wasti *et al registaram* as seguintes frequências na população paquistanesa: tipo I (30%), tipo II (26,7%) e tipo IV (20%). [10] No entanto, Faraz *et al.* registaram uma maior frequência do tipo I (65,8%), seguido do tipo IV (19,5%) e do tipo II (14,6%). [31]

Importância do conhecimento da anatomia do canal radicular*:*

O objetivo da realização do tratamento do canal radicular é desbridar completamente o espaço do canal pulpar e preencher o espaço vazio com um material inerte. A literatura revelou que a anatomia do canal radicular varia significativamente entre diferentes grupos populacionais e pode também ser diferente dentro da mesma população. -[12] Outros factores responsáveis pelas variações podem ser o género[39] ou o desenho do estudo utilizado para a avaliação. [40] Estas variações podem dificultar qualquer procedimento, limitando assim o seu prognóstico. [31]

O tratamento dos canais radiculares só pode ser altamente garantido quando todos os canais radiculares são identificados com exatidão, limpos adequadamente e preenchidos tridimensionalmente. Uma remoção inadequada de restos de tecido pulpar, microrganismos ou seus subprodutos pode atuar como focos de infeção e causar insucesso.[2] Por conseguinte, é imperativo que um clínico esteja familiarizado com a anatomia básica do canal radicular, as suas variações e as características dos diferentes grupos étnicos, uma vez que este conhecimento ajudará a obter resultados de tratamento previsíveis. A probabilidade de ocorrer um erro de procedimento é maior nos dentes com morfologia atípica do canal radicular. Estes erros incluem perfuração, formação de saliências, perfuração do canal e fecho apical, etc. [2, 32]

Métodos para a avaliação da anatomia do canal radicular*:*

Tendo em conta a importância da morfologia dos canais radiculares e as suas variações, foram relatadas na literatura várias técnicas para a avaliação da morfologia dos canais radiculares. Estes métodos são a injeção de resina plástica,[3] acesso endodôntico e radiografias com limas nos canais radiculares,[9] radiografia convencional,[2, 8] avaliação radiográfica reforçada com meios de contraste[26] , desobstrução de amostras com e sem injeção de tinta,[10-13, 23, 31 - 38] seccionamento e microscopia macroscópica ou eletrónica de varrimento (MEV),[19] tomografia computorizada (TC),[41] tomografia computorizada em espiral (TSC)[42,] tomografia microcomputada (TMCm)[43] e tomografia computorizada de feixe cónico (TCFC). [29, 30]

O método mais comum utilizado para determinar a morfologia do canal radicular durante o tratamento do canal radicular é a **radiografia periapical convencional ou digital**. [27] Para evitar a sobreposição de estruturas anatómicas, as radiografias em ângulo são mais frequentemente utilizadas com uma angulação mesial de 30 graus. [2] A Figura 1a mostra uma radiografia periapical com dois canais visíveis numa radiografia periapical normal. No entanto, mudando simplesmente a angulação horizontal, podem ser claramente observados quatro canais, como mostra a figura 1b.

Uma radiografia periapical é uma imagem bidimensional de um objeto tridimensional, pelo que existe sempre a possibilidade de falhar qualquer estrutura anatómica importante na terceira dimensão. Por conseguinte, não é um método tão exato para avaliar a morfologia do canal radicular. [2, 27] As limitações mais comuns das radiografias periapicais são a distorção (ou seja, alongamento ou encurtamento), que pode resultar na determinação incorrecta do comprimento de trabalho, ou a sobreposição de estruturas anatómicas importantes, que impede o médico de visualizar claramente uma área periapical. [27] Por vezes, a espessura das trabéculas ósseas também coloca dificuldades na visualização exacta do sistema de canais.

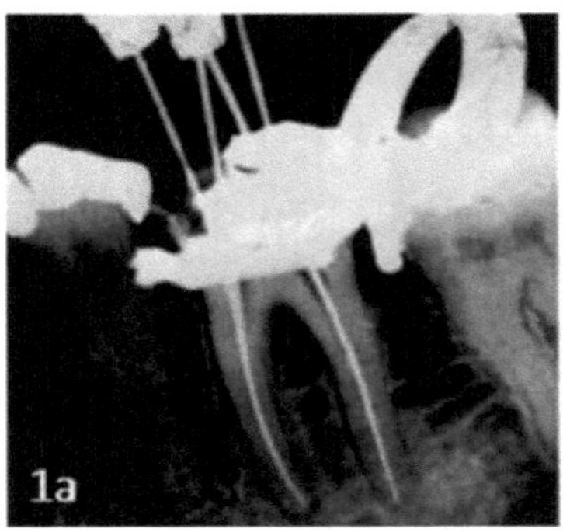

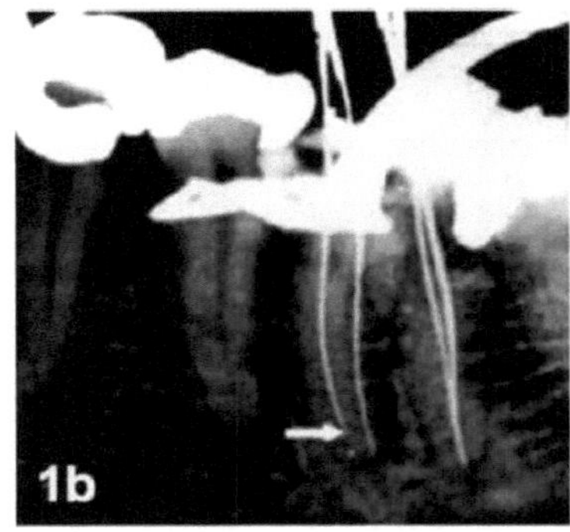

A Figura 1a mostra a imagem periapical de um primeiro molar inferior com dois canais. A Figura 1b mostra um dente semelhante com quatro canais, alterando a angulação horizontal.

O método de desobstrução é um método invitro amplamente descrito na literatura para a avaliação morfológica dos sistemas de canais radiculares. [10-13,23,,3138] Utiliza o princípio da descalcificação do dente com a ajuda de determinados ácidos, seguido da coloração da amostra descalcificada para tornar visível a anatomia do canal. Como este método não requer acesso à amostra, a anatomia original do sistema de canais radiculares é mantida, pelo que é um dos métodos mais precisos para a determinação da morfologia dos canais radiculares. [44] No método de limpeza, um dente extraído é primeiro colocado numa solução de hipoclorito de sódio a 5,25% durante 48 horas para dissolver os detritos e os restos de polpa. De seguida, os dentes são descalcificados à temperatura ambiente em ácido nítrico a 5%. Quando a descalcificação estiver concluída, as amostras serão lavadas em água corrente da torneira, secas e desidratadas utilizando concentrações crescentes de álcool a 70%, 90% e 100% durante 2 dias. Os dentes desidratados serão então colocados em salicilato de metilo para os tornar transparentes após aproximadamente 2 horas.[10-13] Embora este método seja simples, tem alguns problemas potenciais. Em primeiro lugar, requer a extração de dentes. Em segundo lugar, o problema mais comum relatado é o desenvolvimento de áreas opacas, que são produzidas como resultado de uma desidratação incompleta ou após a secagem ao ar. A desidratação incompleta é geralmente melhorada com álcool de desidratação adicional. A Figura 2 mostra um primeiro molar mandibular que foi descalcificado primeiro com ácido nítrico e depois foi injetado salicilato de metilo nos canais para colorir o sistema de canais radiculares para facilitar a sua identificação. [5]

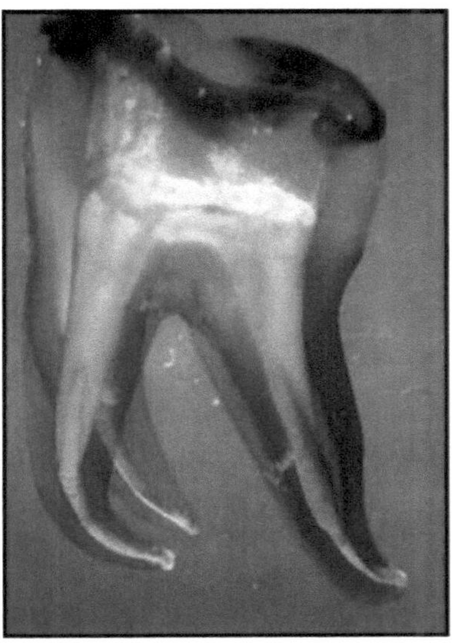

A Figura 2 mostra um primeiro molar inferior que foi primeiro descalcificado e depois corado utilizando o método de clareamento.

A secção e a microscopia macroscópica ou eletrónica de varrimento (MEV) é outro método referido na literatura para a avaliação do sistema de canais radiculares. As limitações do método de desobstrução e dos métodos de seccionamento são que a relação entre a superfície externa e a polpa pode perder-se durante a preparação das amostras do estudo. Acima de tudo, estes métodos requerem a extração de um dente para a preparação da amostra, pelo que os resultados não podem ser incorporados in vivo para melhorar o resultado do procedimento. [45]

A tomografia computorizada (TC) foi introduzida pela primeira vez na endodontia por Tachibana e Matsumoto em 1990. [46] A principal caraterística da tomografia computadorizada é que utiliza um feixe em forma de leque e requer múltiplas exposições para revelar a anatomia de um objeto. Proporciona a oportunidade de visualizar as características morfológicas de um dente juntamente com a patologia em três dimensões e não é invasiva. A tomografia computorizada quantitativa periférica (PQCT) e a tomografia computorizada em espiral (SCT) foram os exames de TC utilizados inicialmente e a precisão de ambos os métodos era de 99% e 98%, respetivamente. [44] No entanto, o aumento da dose de radiação, os artefactos das restaurações metálicas, o custo da digitalização, os longos tempos de aquisição, o potencial para artefactos de movimento, as grandes dimensões do equipamento que requerem demasiado espaço e a falta de software adequado específico para dentistas são as desvantagens que limitam a utilização destas tecnologias em medicina dentária até recentemente.[47]

A tomografia computorizada de feixe cónico (CBCT) ou tomografia volumétrica de feixe cónico (CBVT) é outro tipo de tomografia computorizada que ganhou popularidade nos últimos anos para o planeamento do tratamento e diagnóstico em implantologia dentária, otorrinolaringologia, ortopedia e radiologia de intervenção (IR).[48] Foi introduzida na medicina dentária há alguns anos e considerada uma modalidade de diagnóstico eficaz para imagiologia endodôntica. O princípio da máquina de CBCT envolve a rotação em torno da anatomia de interesse e a recolha das imagens necessárias a três dimensões. As vantagens de um exame de CBCT em relação aos exames convencionais são o facto de utilizar um feixe cónico em vez de um feixe em forma de leque. A imagem adquirida é isotrópica e permite ao médico avaliar eficazmente o sistema de canais radiculares e os tecidos circundantes. Embora a resolução da imagem seja baixa quando comparada com um exame de TC convencional, a disponibilidade de informações tridimensionais (3D), a resolução relativamente mais elevada e uma fração da dose de radiação de uma dose equivalente de um exame de TC tornam-na uma modalidade de diagnóstico ideal de escolha para a avaliação da configuração do canal radicular. [49, 50]

Um exame de CBCT permite ao médico visualizar a anatomia do dente em três planos anatómicos, ou seja, sagital, axial e coronal. Todos estes planos podem ser visualizados em fatias finas, aumentando assim a sua precisão na deteção de pequenas alterações na anatomia do canal e nos tecidos periapicais circundantes, o que era impossível anteriormente. [51]

Num software de CBCT, estão disponíveis várias ferramentas adicionais, tais como uma angulação nos eixos sagital e coronal que pode ser alterada nos planos horizontal e vertical, pelo que também fornece imagens num plano oblíquo, aumentando a sua precisão. Outras opções, como a alteração do contraste e do brilho para melhorar a qualidade da imagem e uma ferramenta para marcar um nervo periférico, determinam a relação exacta de nervos importantes com o ápice do dente. Todas estas características adicionais ajudam no diagnóstico, mesmo em casos difíceis, melhorando assim a qualidade do tratamento oferecido. Por conseguinte, a CBCT pode ser considerada a ferramenta mais valiosa na medicina dentária atual. [51-52]

A Figura 3 mostra um software de TCFC com uma vista 3D, vista panorâmica, imagens nos planos axial, transversal e tangencial, juntamente com ferramentas adicionais para otimização de uma imagem.

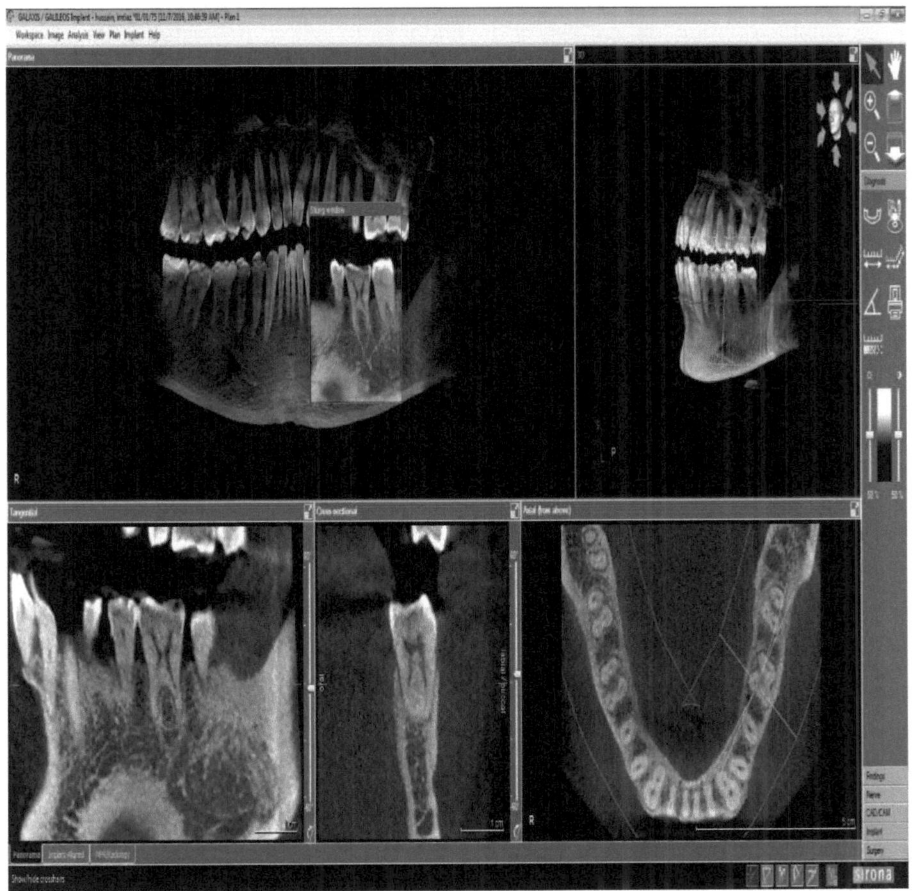

A Figura 3 mostra imagens de CBCT dos dentes nos três planos anatómicos, ou seja, sagital, axial e coronal.

A introdução da TCFC na medicina dentária ultrapassa as limitações da radiografia periapical bidimensional. Assim, a TCFC está a tornar-se popular no campo da medicina dentária entre os clínicos. [27,28,47,51] |Na endodontia, a precisão da tomografia computorizada de feixe cónico (CBCT) para determinar a morfologia do canal é de 99%, enquanto a da radiografia digital bidimensional é de 82% e a da radiografia digital com contraste é de 84%. [44] Por conseguinte, a TCFC permite ao médico identificar o número total de canais, a localização exacta do orifício e a morfologia do canal radicular com maior precisão. Por conseguinte, com a deteção de um maior número de canais, o desbridamento eficaz do sistema de canais radiculares e a obturação acabam por aumentar o êxito da terapia endodôntica. [53] Paula-Silva *et al.*, ao compararem a exatidão da radiografia periapical com a TCFC, concluíram que a exatidão da TCFC é de 84%, enquanto a da radiografia periapical é de 71%. [54] Noutro estudo, a sensibilidade da TCFC para a deteção de fracturas radiculares verticais foi de 80%, ao passo que a relatada para a radiografia periapical foi de 37%.[55] A TCCB também é útil para diferenciar uma patologia de origem endodôntica de uma não endodôntica, como nos casos em que a dor referida é relatada devido a uma infeção sinusal. [55]

Variações do sistema de canais radiculares e tomografia computorizada de feixe cónico CBCT*:*

A capacidade de um exame de TCFC para visualizar tridimensionalmente a morfologia do canal radicular é frequentemente útil na avaliação pré-operatória de casos em que uma radiografia periapical tem um valor de diagnóstico limitado, a localização exacta dos orifícios do canal em casos de câmara calcificada, o número total de canais juntamente com o grau de convergência e divergência, quaisquer canais não instrumentados ou perdidos durante um procedimento ou num dente obturado podem ser facilmente visualizados no plano axial, as complicações (por exemplo, perfurações, saliências) podem ser prontamente identificadas. [47]

A Figura 3 mostra um caso com uma radiografia periapical bem angulada com pouca evidência de alteração perirradicular. Não é possível tirar conclusões a partir de uma radiografia periapical, o que dificulta o diagnóstico do caso. Foi efectuada uma TCFC do mesmo dente que revelou alterações periapicais significativas nas três raízes, facilitando o diagnóstico do caso.

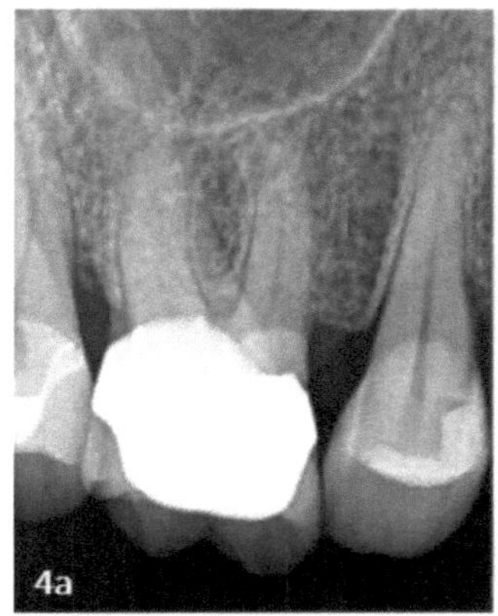

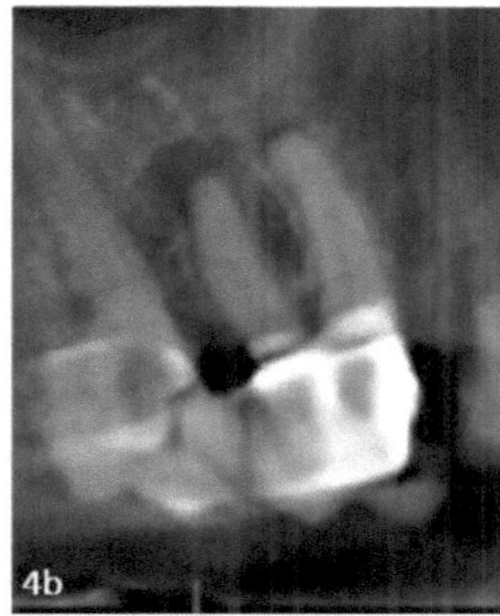

A Figura 4a mostra uma radiografia periapical do primeiro molar superior sem alterações periapicais.

4b mostra um exame de TCFC do mesmo dente na vista tangencial, revelando alterações periapicais significativas.

A Figura 5 mostra um segundo molar inferior esquerdo encaminhado para avaliação endodôntica e possível tratamento. A radiografia periapical revela cálculos pulpares significativos e calcificação do canal, estendendo-se também ao longo do canal distal visível. O terço apical do sistema de canais parece invulgar e dilacerado. A tomografia volumétrica de feixe cónico (CBVT) foi benéfica na visualização da anatomia do canal radicular, de modo a criar o acesso endodôntico ideal e a rever a curvatura do canal, para que o caso fosse planeado adequadamente de modo a minimizar as complicações do procedimento.

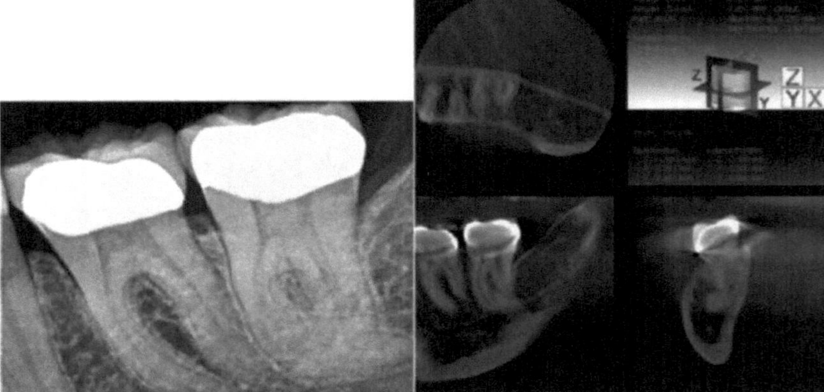

A Figura 5 mostra uma radiografia periapical do segundo molar inferior com calcificação da câmara pulpar e cálculo dentário. Uma TCFC do mesmo dente revelou a visão tridimensional da câmara pulpar, sugerindo uma abertura de acesso ideal e a determinação da curvatura do canal.

A Figura 6 mostra uma radiografia periapical do segundo pré-molar inferior esquerdo. O dente era sensível à percussão. Inicialmente, foi efectuada uma radiografia periapical que revelou uma grande radiolucência periapical, mas a causa da radiolucência não pode ser identificada. A obturação do canal radicular foi adequada. A Figura 6b mostra uma vista em corte transversal da TCFC de um dente semelhante, que revelou um canal perdido, que é a causa mais possível da radiolucência apical.

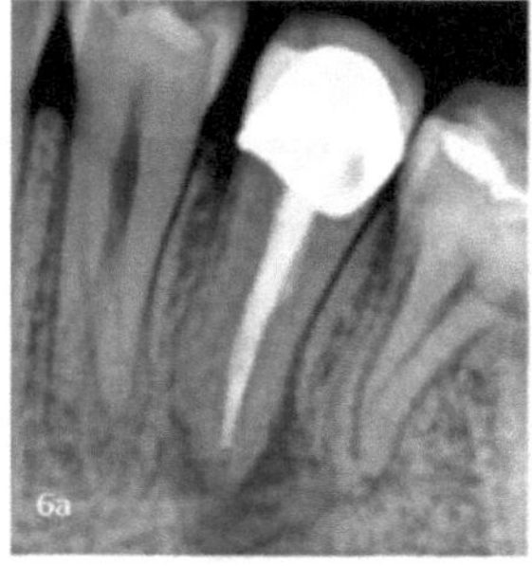

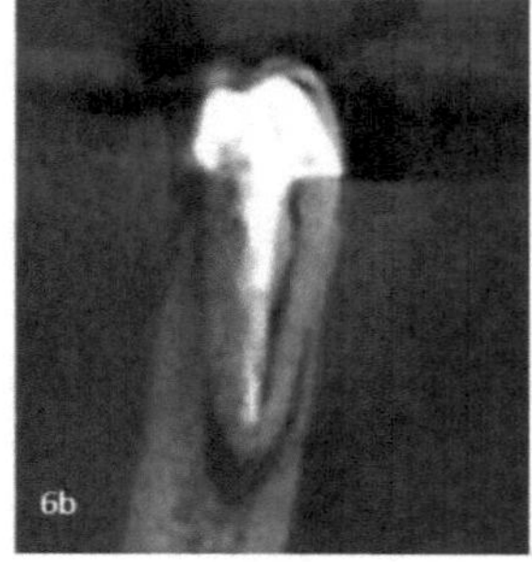

A Figura 6a mostra uma radiografia periapical de um segundo pré-molar mandibular bem obturado com radiolucência periapical. A Figura 6b mostra uma imagem de CBCT com um canal perdido, uma causa potencial para a radiolucência periapical persistente.

Capítulo 3

Objetivo:

Avaliar a morfologia da raiz e do canal dos primeiros molares inferiores permanentes numa amostra da população paquistanesa utilizando a tomografia computorizada de feixe cónico (CBCT).

Definição operacional:

A classificação de Vertucci é a classificação mais comummente referida na literatura para o estudo da morfologia dos canais radiculares. [56] A classificação de Vertucci divide a morfologia do canal em oito tipos principais: (Ver diagrama no Anexo I)

Tipo I: Um único canal estende-se desde a câmara pulpar até ao ápice (1).

Tipo II: Dois canais separados saem da câmara pulpar e juntam-se perto do ápice para formar um canal (2-1).

Tipo III: Um canal sai da câmara pulpar e divide-se em dois na raiz; os dois fundem-se para sair como um único canal (1-2-1).

Tipo IV: Dois canais separados e distintos estendem-se desde a câmara pulpar até ao ápice (2).

Tipo V: Um canal deixa a câmara pulpar e divide-se a curta distância do ápice em dois canais separados e distintos com forames apicais separados (1-2).

Tipo VI: Dois canais separados saem da câmara pulpar, fundem-se no corpo da raiz e separam-se a curta distância do ápice para saírem como dois canais distintos (2-1-2).

Tipo VII: Um canal sai da câmara pulpar, divide-se e volta a juntar-se no corpo da raiz e, finalmente, separa-se em dois canais distintos a curta distância do ápice (1-2-1-2).

Tipo VIII: Três canais separados e distintos estendem-se desde a câmara pulpar até ao ápice (3).

Capítulo 4

Materiais e métodos:

Desenho do estudo:

Transversal

Definições:

Clínicas dentárias, Hospital Universitário Aga Khan, Carachi

Duração do estudo:

março de 2016 - fevereiro de 2017 (12 meses)

Tamanho da amostra:

O tamanho da amostra é calculado utilizando a calculadora do tamanho da amostra (determinação do tamanho da amostra em estudos de saúde, OMS). Com base em conhecimentos anteriores,[8] assume-se que 4,2 % das raízes distais do primeiro molar inferior terão a morfologia das Classes VI, VII e VIII de Vertucci; com uma margem de erro de 3,3, o tamanho da amostra necessário foi de 142 primeiros molares inferiores.

Técnica de amostragem:

Amostragem não probabilística e consecutiva.

Seleção de amostras:

Critérios de inclusão:

- Exames de CBCT com primeiros molares inferiores de:

1. Adultos com idades compreendidas entre os 15 e os 65 anos
2. Raízes completamente formadas

Critérios de exclusão:

- Fracturas radiculares
- Tratamento endodôntico anterior
- Preparações de correio
- Reabsorção radicular ou calcificações.

Capítulo 5

Recolha de dados:

Foi obtida a aprovação do comité de revisão ética antes da realização do estudo. Uma vez que este estudo se baseou na avaliação retrospetiva de TCFC, foram obtidas tomografias de primeiros molares permanentes inferiores de pacientes que visitaram o Hospital Universitário Aga Khan, em Carachi, Paquistão. Todos os registos recolhidos eram da população paquistanesa.

As imagens de CBCT foram obtidas com o sistema Sirona Denal (D64625 Bensheim, Alemanha), operado a 85 kVp e 7 mA. As imagens de secção transversal nos planos axial, coronal e sagital foram reconstruídas utilizando o GALAXIS versão 1.9 (um produto da SICAT GmbH & Co. KG, Bona, Alemanha) num monitor de computador pessoal de 17 polegadas. O contraste e o brilho das imagens foram ajustados utilizando a ferramenta de processamento de imagens do software para garantir uma visualização óptima. Este software já se encontra instalado na nossa clínica.

Foram avaliados o comprimento do dente e da coroa, o número e a configuração das raízes, o número de canais radiculares e as configurações dos canais com base na classificação de Vertucci.

Capítulo 6

Considerações éticas:

A aquisição dos exames de TCFC a serem utilizados foi considerada uma questão ética pertinente ao estudo que estava a ser realizado. Todas as imagens já estavam armazenadas em arquivos radiográficos hospitalares nas clínicas dentárias do Hospital Universitário Aga Khan, pelo que foi mantido um "banco de radiografias dentárias". Todos os exames foram aconselhados por consultores pertencentes a várias disciplinas de medicina dentária para o tratamento dos pacientes. O Comité de Revisão Ética (ERC) do AKUH isentou o protocolo de investigação de quaisquer questões éticas, antes do início deste estudo.

Número da revisão ética:

4004 -Sur-ERC-16

Capítulo 7

Análise de dados:

Os dados foram analisados no programa SPSS versão 19.0. A média e o DP do comprimento do dente foram calculados. Foi determinada a distribuição de frequência do número de canais, número de raízes e tipos de Vertucci. Teste do qui-quadrado para determinar a associação com o sexo e entre os primeiros molares inferiores permanentes do lado esquerdo e direito. *p*- Valor de $\leq 0,05$ foi considerado estatisticamente significativo. A fiabilidade intraexaminador foi determinada utilizando a estatística kappa.

Capítulo 8

Resultados:

A fiabilidade intra-examinador foi determinada num subconjunto de leituras (n=10 imagens). As estatísticas Kappa revelaram que a concordância entre os dois conjuntos de leituras foi excelente (>80%).

A Tabela I descreve o comprimento médio do dente e da coroa dos primeiros molares inferiores permanentes. A amostra foi composta por 142 primeiros molares inferiores permanentes. O comprimento médio do dente foi de 20,5 ± 1,5mm. Enquanto o da coroa foi de 6,8 ± 0,64mm.

Tabela 1: Comprimento médio do dente e da coroa dos primeiros molares inferiores permanentes de indivíduos paquistaneses utilizando a técnica de CBCT:

n= 142	Mínimo	Máximo	Média	Desvio Std. Desvio
Comprimento do dente	16.68	24.73	20.51	1.50
Altura da coroa	3.90	8.48	6.84	0.64

A Tabela 2 mostra a distribuição de frequência do número de raízes na nossa amostra. Dos 142 dentes, 141 tinham duas raízes (99,3%), enquanto apenas 1 primeiro molar inferior tinha uma única raiz (0,7%).

A Tabela 3 mostra a distribuição de frequência do número de canais na nossa amostra. A maioria dos primeiros molares inferiores permanentes apresentava quatro canais. Em uma raiz mesial, a frequência de dois canais foi de 96,4%, enquanto a de três canais (canal mesial médio) foi de 3,5%. Na raiz distal, a frequência de um único canal foi de 61,2% e a de dois canais foi de 38,7%. Dos 142 dentes, 87 tinham três canais (61,2 %), 50 tinham quatro canais (35,2 %) e 5 tinham cinco canais (3,5 %).

Tabela 2: Distribuição de frequência do número de raízes nos

primeiros molares inferiores

Configuração da raiz	Total n (%)
Dois enraizados	141 (99.3%)
Três enraizados	1 (0.7%)
Total	142

Tabela 3: Distribuição da frequência do número de canais em cada raiz e do número total de canais nos primeiros molares inferiores

Raiz mesial	**n (%)**	**Total**
Dois canais	137 (96.48)	142
Três canais	5 (3.52)	
Raiz distal	**n (%)**	**Total**
Canal único	87 (61.27)	142
Dois canais	55 (38.73)	
Número de canais	**n (%)**	**Total**
Três canais	87 (61.27)	142
Quatro canais	50 (35.21)	
Cinco canais	5 (3.52)	

Tabela 4 Distribuição de frequência dos diferentes tipos da classificação de Vertucci entre os gêneros na raiz mesial e sua comparação. O tipo mais frequente observado na raiz mesial foi o tipo IV (60,56%), seguido do tipo II (30,99%). Verificou-se que oito raízes mesiais apresentaram outras variantes da prescrição de Vertucci. As configurações dessas variantes foram: cinco raízes com configuração (3-2), duas raízes com configuração (2-3) e uma raiz com configuração (2-3-2). O teste do qui-quadrado revelou uma relação não significativa ($p=0$,09) entre os gêneros na raiz mesial.

Tabela 5 Distribuição de frequência dos diferentes tipos de classificação de Vertucci entre os sexos na raiz distal dos primeiros molares inferiores permanentes e sua comparação. Como uma das amostras tinha duas raízes distais, tivemos um total de 143 raízes distais. O tipo mais frequente observado na raiz distal foi o tipo I (44%), seguido do tipo II (22,3%). O teste do qui-quadrado revelou uma relação não significativa (p-valor = 0,09) entre os géneros para a raiz distal.

Tabela 4: Distribuição da frequência da classificação de Vertucci na raiz mesial do primeiro molar inferior de acordo com o género

Morfologia do canal radicular mesial	Género		Total n (%)	*p* - valor
	Homens n (%)	Feminino n (%)		
Tipo II (2-1)	24 (16.9%)	20 (14.08%)	44 (30.99%)	0.091
Tipo IV (2)	50 (35.21%)	36 (25.35%)	86 (60.56%)	
Tipo VI (2-1-2)		4 (2.82%	4 (2.82%)	
Outros	6 (4.23%)	2 (1.41%)	8 (5.63%)	
Total	80 (56.4%)	62 (43.66%)	142	

- n = número total de raízes mesiais =142
- O teste do qui-quadrado foi aplicado com um nível de significância de 5%.

Tabela 5 Distribuição da frequência da classificação de Vertucci na raiz distal do primeiro molar inferior de acordo com o género

Morfologia do canal radicular distal	Género		Total n (%)	*p* - valor
	Homens n (%)	Feminino n (%)		
Tipo I (1)	36 (25.17%)	27 (18.88%)	63 (44.06%)	0.095
Tipo II (2-1)	17 (11.89%)	15 (10.49%)	32 (22.38%)	
Tipo III (1-2-1)	4 (2.80%)	10 (6.99%)	14 (9.79%)	
Tipo IV (2)	11 (7.69%)	7 (4.90%)	18 (12.59%)	

Tipo V (1-2)	8 (5.59%)	2 (1.40%)	10 (6.99%)
Tipo VI (2-1-2)	3 (2.10%)		3 (2.10%)
Tipo VII (1-2-1-2)	2 (1.40%)		2 (1.40%)
Outros		1 (0.70%)	1 (0.70%)
Total	81 (56.64%)	62 (43.36%	143

- n = número total de raízes distais =143
- O teste do qui-quadrado foi aplicado com um nível de significância de 5%.

A Tabela 6 mostra uma comparação da raiz mesial do primeiro molar inferior permanente do lado esquerdo (#36) e do lado direito (#46). O teste do qui-quadrado revelou uma associação não significativa (*p-valor* = 0,94)

A Tabela 7 mostra uma comparação da raiz distal do primeiro molar inferior permanente do lado esquerdo (#36) e do lado direito (#46). O teste do qui-quadrado revelou uma relação não significativa (*p-valor* = 0,87).

Tabela 6: Comparação da raiz mesial inferior esquerda (#36) com a direita (#46) dos primeiros molares inferiores permanentes.

Morfologia do canal radicular mesial	Género		Total	*p* - valor
	Dente # 36 n (%)	Dente n.º 46 n (%)		
Tipo II (2-1)	24 (16.9%)	20 (14.08%)	44 (30.99%)	0.944
Tipo IV (2)	42 (29.58%)	44 (30.99%)	86 (60.56%)	
Tipo VI (2-1-2)	2 (1.41%)	2 (1.41%)	4 (2.82%)	
Outros	4 (2.82%)	4 (2.82%)	8 (5.63%)	
Total	72 (50.70%)	70 (49.30%)	142	

- n = número total de raízes mesiais =142
- O teste do qui-quadrado foi aplicado com um nível de significância de 5%.

Tabela 7: Comparação da raiz distal inferior dos primeiros molares permanentes inferiores esquerdo (#36) e direito (#46)

Morfologia do canal radicular distal	Género		Total n (%)	p - valor
	Dente # 36 n (%)	Dente n.º 46 n (%)		
Tipo I (1)	34 (23.78%)	29 (20.28%)	63 (44.06%)	0.878
Tipo II (2-1)	14 (9.79%)	18 (12.59%)	32 (22.38%)	
Tipo III (1-2-1)	8 (5.59%)	6 (4.20%)	14 (9.79%)	
Tipo IV (2)	10 (6.99%)	8 (5.59%)	18 (12.59%)	
Tipo V (1-2)	4 (2.80%)	6 (4.20%)	10 (6.99%)	
Tipo VI (2-1-2)	2 (1.40%)	1 (0.70%)	3 (2.10%)	
Tipo VII (1-2-1-2)	1 (0.70%)	1 (0.70%)	2 (1.40%)	
Outros		1 (0.70%)	1 (0.70%)	
Total	73 (51.05%)	70 (48.95%	143	

- n = número total de raízes distais =143
- O teste do qui-quadrado foi aplicado com um nível de significância de 5%.

Tabela 8 Frequência do número de forames apicais nas raízes mesial e distal dos primeiros molares inferiores. A frequência de dois forames apicais é mais elevada na raiz mesial (67,6%), seguida de um único forame apical (30,9%) e três forames apicais (1,4%). A frequência de um único forame apical é mais elevada na raiz distal (76,7%), seguida de dois forames (23,2%).

Tabela 8. Frequência do número de forames apicais nas raízes mesiais e distais dos primeiros molares inferiores

Raiz mesial		Raiz distal	
Número de forames apicais	**Total n (%)**	**Número de forames apicais**	**Total n (%)**
Um	44 (30.99)	Um	110(76.76)
Dois	96 (67.61)	Dois	33 (23.24)
Três	2 (1.41)	Três	0

Total	142	Total	143

- n = número total de raízes mesiais =142
- n = número total de raízes distais =143

A Figura 7 mostra uma vista axial de uma TCFC do número 36, exibindo um primeiro molar inferior com três raízes. A frequência deste tipo de primeiros molares inferiores registada na nossa população foi de apenas 1/142 (0,7%).

A Figura 8 mostra uma vista axial do dente #36 mostrando três canais na raiz mesial. A frequência de canais mesiais médios relatada no presente estudo é de 5/142 (3,5%).

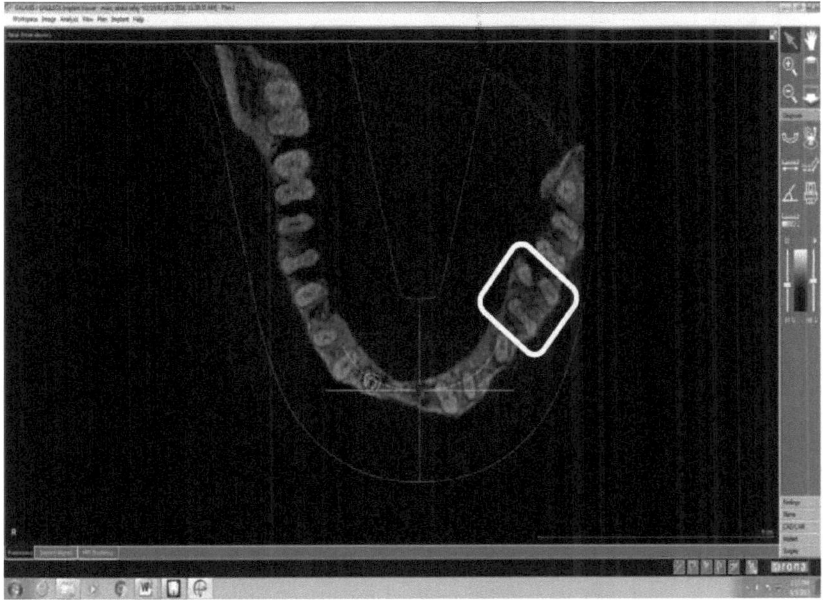

A figura 7 mostra a vista axial do dente # 36 mostrando três raízes no primeiro molar inferior

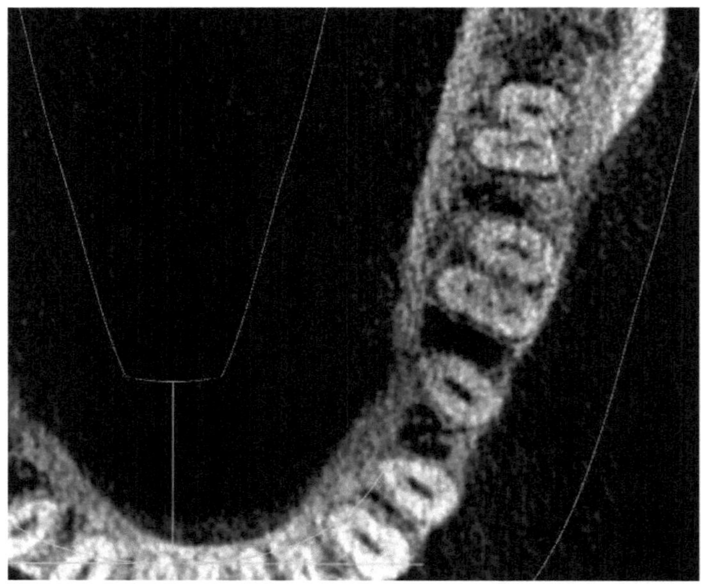

A Figura 8 mostra uma vista axial do dente # 36 mostrando três canais na raiz mesial.

Capítulo 9

Discussão:

Os factores atribuídos a um desbridamento inadequado são a falta de conhecimento profundo da anatomia básica do canal radicular ou das suas variações morfológicas. [2' 3] Vários estudos relataram estas variações morfológicas, pelo que é muito importante que um clínico esteja familiarizado com a anatomia básica do canal radicular e as suas variações, para que se possam evitar falhas. [1-3]

Os métodos para a avaliação da morfologia da raiz e da configuração do canal são geralmente classificados como métodos in-vitro e in-vivo. [2'3'8'9 10-13' 23' 29-21, 38'41-43] A principal limitação de todos os métodos in-vitro é que requerem a extração de um dente e, por conseguinte, os resultados não podem ser incorporados para melhorar o resultado de um procedimento. [27] O método in vivo mais comum é uma radiografia periapical, mas o seu valor de diagnóstico é limitado. [2,27] Por conseguinte, o melhor método in vivo para a avaliação da morfologia radicular e da configuração dos canais é a tomografia computorizada de feixe cónico (CBCT). Esta produz uma imagem tridimensional da morfologia da raiz e do canal, ultrapassando assim as limitações de uma radiografia periapical. [49-50]

O primeiro molar inferior requer tratamento de canal radicular mais prontamente devido a cáries precoces. [3,4] Assim, a morfologia do seu canal radicular recebeu a maior atenção e está amplamente descrita na literatura. [2, 3' 5' 6' 10-13' 19,20,26,31, 36-38, 45, 59-61,66, 74, 78]

O número total de canais radiculares nos primeiros molares inferiores, de acordo com os diversos grupos étnicos, está resumido na tabela 9. Na nossa amostra, 61,27% dos primeiros molares inferiores tinham três canais, 35,21% dos dentes tinham quatro canais e 3,52% dos dentes tinham cinco canais. Nossos resultados foram comparáveis aos relatados por Gulavibala *et al.*[59] na população tailandesa, que relataram que a incidência de três, quatro e cinco canais é de 61,01%, 34,74% e 2,88%, respetivamente. A frequência de quatro canais registada na nossa amostra também foi comparável à registada noutras populações. [3,5 ,57 ,62] Alguns estudos registaram uma maior frequência de quatro canais nos primeiros molares inferiores. [10,29 , 5860 61 65] Al Nazhan *et al.*[58] referiram que, na população saudita, a incidência de quatro canais (57,8%) é superior à de três canais (42,2%) nos primeiros molares inferiores permanentes. Wang *et al.*[29] relataram a presença de quarto canal em 54,3% da amostra na população chinesa, enquanto na população brasileira[65] foi encontrado em 51% da amostra. Quando comparamos os nossos resultados com os dados relatados para a população paquistanesa, os nossos achados estavam de acordo com os relatados por Faraz *et al.*[31] , ou seja, 34%, no entanto, Wasti *et al.*[10] relataram uma maior frequência de quatro canais nos primeiros molares inferiores, ou seja, 47%.

Os primeiros molares permanentes mandibulares geralmente têm duas raízes, ou seja, uma raiz mesial e uma distal; no entanto, a frequência de três raízes tem sido relatada na literatura e foi considerada variável entre diferentes populações[3, 10,29,31,38] , como mostrado na Tabela 10. Na nossa amostra, 0,7% dos primeiros molares inferiores tinham três raízes. Resultados comparáveis foram relatados na população egípcia[67] , ou seja, 0,7%, e na população belga[72] e brasileira[65] foi de 2,76% e 3%, respetivamente. A frequência de primeiros molares inferiores com três raízes relatada na população paquistanesa por Yousuf *et al.*[33] é de 3,2%, no entanto, os estudos de Wasti *et al.*[10] e Faraz *et al.*[31] relataram que nenhum dos dentes da sua amostra tinha três raízes. Encontrámos apenas três primeiros molares inferiores com raízes, pelo que os nossos resultados são comparáveis aos relatados na população local. Em alguns estudos, a frequência relatada foi de 33,33% na população taiwanesa[68] e de 25,8% na população chinesa.[29]

Numa raiz mesial do primeiro molar permanente inferior estão normalmente presentes dois canais, mas por vezes existe um canal adicional, ou seja, o canal mesial médio. A frequência do canal mesial médio relatada na literatura está resumida na Tabela 11. Na nossa amostra, 3,52% dos primeiros molares inferiores tinham o canal mesial médio. Esses resultados foram comparáveis aos de Caliskan *et al.*[77] (3,39%) e Mukhaimer *et al.*[45] (3,2%). Também estavam de acordo com os relatados por Wasti *et al.*[10] na população paquistanesa. Uma frequência mais elevada de canal mesial médio foi registada por Goel *et al.*[76] (15%) e Pomernaz *et al.*[73] (12%). O clínico deve sempre procurar este canal adicional durante o tratamento endodôntico dos primeiros molares inferiores. Se não for observado, resulta numa limpeza inadequada e, eventualmente, no fracasso

O número de foraminas apicais (%) na raiz mesial dos primeiros molares inferiores relatados na literatura está resumido na tabela 12. Na nossa amostra, a frequência de dois forames apicais é maior na raiz mesial (67,61%), seguida de um único forame apical (30,99%). Esses resultados foram comparáveis aos relatados por Chen *et al.*[60] (68,3%) na população chinesa. Os nossos resultados também foram comparáveis aos relatados na população paquistanesa por Wasti *et al.*[10] (73,3%) e Faraz *et al.*[31] (73,1%). No entanto, as frequências mais elevadas de dois forames apicais foram registadas por Wang *et al.*[29] , ou seja, 95,8%, e a frequência mais baixa foi registada por Chourasia *et al.*[5] , ou seja, 37,4%. Estrela *et al.*[65] relataram que a ocorrência de três forames apicais (49%) é maior na raiz mesial, seguida por dois (36%) e quatro (15%), no entanto, nenhuma das suas amostras tinha um único forame apical.

O número de foraminas apicais (%) na raiz distal dos primeiros molares inferiores relatado na literatura está resumido na tabela 13. Na nossa amostra, a frequência de um único forame apical é maior na raiz distal (76,76%), seguida por dois forames (23,24%). Em relação à frequência do forame apical único, nossos resultados foram concordantes com os relatados por Gulavibala *et al.*[59] (77%), Al-Qudah e Awwadeh[61] (77%) e Al Nazhan *et al.*[58] (77,3%). Os nossos resultados também foram comparáveis aos relatados por Faraz *et al.*[31] (80,5%). Estrela *et al.*[65] relataram que a ocorrência de dois forames apicais (54%) foi maior na raiz distal, seguida por três (40%) e um (5%).

A configuração do canal radicular na raiz mesial dos primeiros molares inferiores, de acordo com os vários grupos populacionais, está resumida na tabela 14. Verificamos que os tipos mais comuns relatados na literatura para as raízes mesiais são o tipo IV e o tipo II. [3,5,10,12,29,31,38,60,61] Verificamos que a maior frequência do tipo IV (60,56%) foi seguida pelo tipo II (30,99%) e pelo tipo V (2,8%). Nossos resultados foram comparáveis aos relatados por Skidmore e Bjorndahl[3] (tipo IV - 60%) e por Gu *et al.*[36] (tipo IV 64,6%). Esses resultados também foram comparáveis aos relatados na população paquistanesa por Wasti *et al.*[10] (tipo IV - 66,7%). Al- Nazhan *et al.*[58] e Zaatar *et al,*[37] apresentaram excepções a estes resultados, sendo o tipo II o mais frequente (tipo 52,6% e 56,5%, respetivamente). As maiores frequências do tipo IV (93,9% e 84%) foram relatadas por Wang *et al.*[29] e Sperber & Moreau.[19] Além disso, encontramos outros tipos de canais além dos oito tipos de Vertucci. [16] A frequência desses tipos adicionais relatada em nossa amostra foi de 5,63%. Das 142, cinco raízes mesiais tinham configuração 3-2, que é o tipo XII, duas raízes tinham configuração 2-3, classificadas como tipo XIII, de acordo com Gulavibala *et al.*[12] e uma raiz mesial tinha configuração 2-3-2, classificada como tipo XXI, de acordo com Al-Qudah e Awwadeh.[61] - Muitas vezes é fácil para um clínico desbridar e obturar os tipos II e IV. No entanto, a presença de tipos de canais adicionais requer esforços, a não desinfeção deste sistema de canais radiculares torna-se difícil e pode afetar o resultado do tratamento.

A configuração do canal radicular na raiz distal dos primeiros molares inferiores, de acordo com os vários grupos populacionais, está resumida na tabela 15. Foram avaliados 142 primeiros molares inferiores, sendo que um dente apresentava duas raízes distais, totalizando 143 raízes distais. A configuração de canal mais comum relatada para a raiz distal foi a do tipo I (44,06%), seguida pela do tipo (22,38%), tipo IV (12,59%), tipo III (9,79%), tipo V (6,99%), tipo VI (2,10%) e tipo VII (1,4%). Uma raiz distal tinha uma configuração de canal adicional, ou seja, 2-3-2, categorizada como tipo XXI de acordo com Al - Qudah e Awwadeh.[61] A maior frequência do tipo I observada na nossa amostra é consistente com os resultados relatados por outros estudos. [3, 5,10,12,13, 29, 31,36-38, 45,58-61,66, 74, 78] No entanto, os resultados foram consistentes com os relatados por Al Nazhan *et al.*[58] (tipo I - 42,2%) e Ahmed *et al*[13] (tipo I - 38%). A frequência do tipo I relatada pela maioria dos estudos está na faixa de 54-82%,[3, 5,12, 29, 31 36-38, 45, 59-61, 66, 74, 78] , mas em nossa amostra encontramos uma variedade de outros tipos de canais de Vertucci. A frequência do tipo I na raiz distal dos primeiros molares inferiores relatada por Wasti *et al*[10] na população paquistanesa é de 30%, o que mostra que na nossa população a variedade de tipos de canais, para além do tipo I, pode estar presente na raiz distal.

Tendo em conta os resultados do presente estudo, a TCFC é uma ferramenta valiosa para a avaliação da morfologia do canal radicular. No entanto, em casos com morfologia do canal diagnosticada numa radiografia periapical, a TCFC não deve ser preferida para evitar a exposição desnecessária do paciente à radiação. Sempre que uma morfologia anormal ou complexa do canal for detectada numa radiografia convencional, é prudente efetuar uma TCFC para determinar com precisão a câmara pulpar, a localização dos orifícios do canal e a configuração do canal. Pode ajudar na deteção eficaz de tipos de canais adicionais e, consequentemente, melhorar o resultado do tratamento endodôntico. Também é útil para a deteção de qualquer canal não detectado em casos de falha em que uma radiografia 2D convencional não consegue detetar a causa.

Tabela 9: Frequência de canais nos primeiros molares inferiores em vários grupos étnicos

Author/year/ sample size	Population	Method	Three canals	Four canals	Five canals	Other
Skidmore & Bjorndahl /1971 /45 [3]	Caucasian (USA)	In vitro (Plastic cast)	64.4%	28.9%		
Yew and Chan/ 1993/ 832 [57]	Chinese (Taiwan)	In vivo (periapical radiographs)	62.5%	31.5%		
Al-Nazhan *et al.* /1999 / 251 [58]	Saudi Arabia	In vivo (periapical radiographs)	42.2%	57.8%		
Wasti *et al.* 2001 /30 [10]	Pakistan	Clearing method	53%	47%		
Gulavibala *et al.* /2002/ 118[59]	Thai (Thailand)	Clearing method	61.02 %	34.74 %	2.88%	0.85
Chen *et al.* / 2009 / 183 [60]	Taiwanese (Taiwan)	Clearing method	50.8%	45.9%		
Al-Qudah & Awawdeh/2009/ 330 [61]	Jordanian (Jordan)	Clearing method	48.2%	45.8%	5.5%	
Wang *et al.* / 2010 / 410 [29]	Chinese	CBCT	43%	54.3%	1.8%	0.9%
Pablo *et al.* 2011 / 53 [62]	Spain	CBCT	41.5%	29.4%	28.3%	3.8%
Chourasia *et al.* 2012 / 150[5]	India	Clearing method	64%	36%		
Demirbuga *et al.* /2013/823 [63]	Turkish	CBCT	79.9%	15.4%	0.24%	4.37%
Mirzaie *et al.* /2014 / 66[64]	Iran	CBCT	63.6%	36.4%		
Mukhaimer *et al.* /2014/320[45]	Palestine	CBCT	54.4%	42.5%	1.9%	1.2%
Faraz *et al.* / 2015/ 123 [31]	Pakistan	Clearing method	66%	34%		
Estrela *et al.* / 2015 / 100 [65]	Brazil	CBCT	45%	51%	1%	3%
Akhlaghi *et al.* / 2017/ 150 [66]	Iran	Clearing method	61.3%	38.7%		
Present study/ 2017/ 142	Pakistan	CBCT	61.27	35.21 %	3.52%	

Tabela 10: Frequência de primeiros molares inferiores com três raízes registada em diferentes grupos populacionais

Autor/ano/ tamanho da amostra	População	Método	Frequência (%)
Skidmore & Bjorndahl /1971 /45 [3]	caucasiano	Método de compensação	2.2%
Younes *et al.* /1990 / 457 [67]	Egipto	Método de compensação	0.7%
Yew e Chan/ 1993/ 832 [57]	Chinês	In vivo (PA)	21.5%
Wasti e *et al.* t al. 2001 /30 [10]	Paquistão	Método de compensação	0
Gulavibala *et al. /2002/* 118[59]	Tailandês (Tailândia)	Método de compensação	12.7%
Al-Qudah & Awawdeh/2009/ 330 [61]	Jordânia	Método de compensação	3.9%
Rwenyonyi *et al. /2009* / 224 [38]	Uganda	Método de compensação	0
Tu *et al. /2009* /123 [68]	taiwanês	CBCT	33.33%
Wang *et al.* / 2010 /410 [29]	Chinês	CBCT	25.8%
Chandra *et al. /2011* / 54 [69]	Índia	In vivo (PA)	13.3%
Plotino *et al. /2013* /117 [70]	Branco	CBCT	0%
Park *et al.* / 2013 / 726 [71]	Coreia	CBCT	22.3%
Faraz *et al.* / 2015/ 123 [31]	Paquistão	Método de compensação	0
Estrela *et al.* / 2015 / 100 [65]	Brasil	CBCT	3%
Torres *et al.* / 2015 /145 [72]	Belga	CBCT	2.76%
Yousuf *et al.* / 2015 /405 [33]	Paquistão	In vivo (PA)	3.2%
Estudo atual/ 2017/ 142	Paquistão	CBCT	0.7%

Tabela 11: A frequência do canal mesial médio registada em diferentes estudos

Autor/ano/ tamanho da amostra	Método	Frequência (%)
Pomeranz *et al.* /1981/ 100 [73]	In vivo	12%
Vertucci *et al.* /1984 / 100 [74]	Método de compensação	1%
Fabra-Campos *et al.* / 1985 / 145 [75]	In vivo (PA)	2.1%
Goel *et al.* / 1991 / 60 [76]	In vivo	15%
Caliskan *et al.*/ 1995 /100 [77]	Método de compensação	3.39%
Wasti *et al.* 2001 30 [10]	Método de compensação	3.3%
Shahriar Shahi *et al.* / 2008/ 209 [11]	Método de compensação	0.95
Chen G *et al.* / 2009 / 183 [60]	Método de compensação	6%
Al-Qudah e Awawdeh/ 2009/ 330 [61]	Método de compensação	6%
Mukhaimer *et al.* /2014/320 [45]	CBCT	3.2%
Nur *et al.* / 2014/ 966 [78]	CBCT	0.2%
Presente estudo/ 2017/ 142	CBCT	3.52%

Tabela 12: Frequência do número de forames apicais (%) na raiz mesial dos primeiros molares inferiores, conforme relatado na literatura

Author/year/ sample size	Method	One (%)	Two (%)	Three (%)	Other
Skidmore & Bjorndahl /1971 /45 [3]	In vitro (Plastic cast)	40	60		
Vertucci *et al.* /1984 / 100 [74]	Clearing method)	40	59	1	
Caliskan *et al.* / 1995 /100 [77]	Clearing method	39	57.6	3.4	
Zaatar *et al.* / 1997 / 49 [37]	In vivo (PA)	57.1	42.9		
Al-Nazhan *et al.* /1999 / 251 [58]	In vivo (PA)	52.6	47.4		
Wasti *et al.* / 2001 /30 [10]	Clearing method	23.3	73.3		
Gulavibala *et al.* /2002/ 118[59]	Clearing method	35.6	60.2	3.4	
Chen *et al.* / 2009 / 183 [60]	Clearing method	31.7	68.3		
Rwenyonyi *et al.* /2009 / 224 [38]	Clearing method	46.9	56.1		
Al-Qudah & Awawdeh/2009/ 330 [61]	Clearing method	39.1	58.5	2.4	
Wang *et al.* / 2010 / 410 [29]	CBCT	4.2	95.8		
Chourasia *et al.*. 2012 / 150[5]	Clearing method	62.6	37.4		
Mukhaimer *et al.* /2014/320[45]	CBCT	42.5	57.5		
Faraz *et al.* / 2015/ 123 [31]	Clearing method	26.9	73.1		
Estrela *et al.* / 2015 / 100 [65]	CBCT		36	49	15
Akhlaghi *et al.* / 2017/ 150 [66]	Clearing method	44.6	55.4		
Current study/ 2017/ 142	CBCT	67.31	30.99	1.41	

Tabela 13: Frequência do número de forames apicais (%) na raiz distal dos primeiros molares inferiores, conforme relatado na literatura

Author/year/ sample size	Method	One (%)	Two (%)	Three (%)	Other
Skidmore & Bjorndahl /1971 /45 [3]	In vitro (Plastic cast)	88.9	9.1		
Vertucci *et al.* /1984 / 100 [74]	Clearing method	85	15		
Zaatar *et al.* / 1997 / 49 [37]	In vivo (PA)	83.7	16.3		
Al-Nazhan *et al.* /1999 / 251 [58]	In vivo (PA)	77.3	22.7		
Wasti *et al.* 2001 /30 [10]	Clearing method	56.7	43.3		
Gulavibala *et al.* /2002/ 118[59]	Clearing method	77	17.8	5.2	
Chen *et al.* / 2009 / 183 [60]	Clearing method	67.2	32.8		
Rwenyonyi *et al.* /2009 / 224 [38]	Clearing method	87.1	12.9		
Al-Qudah & Awawdeh/2009/ 330 [61]	Clearing method	77	22.1	0.9	
Wang *et al.* / 2010 / 410 [29]	CBCT	98.6	1.4		
Chourasia *et al.* / 2012 / 150[5]	Clearing method	87.4	12.6		
Mukhaimer *et al.* /2014/320[45]	CBCT	90.6	9.4		
Faraz *et al.* / 2015/ 123 [31]	Clearing method	80.5	19.5		
Estrela *et al.* / 2015 / 100 [65]	CBCT	5	54	40	1
Akhlaghi *et al.* / 2017/ 150 [66]	Clearing method	89.9	10.1		
Current study/ 2017/ 142	CBCT	76.76	23.24		

Tabela 14 Configuração do canal radicular na raiz mesial dos primeiros molares inferiores de acordo com vários grupos populacionais

Author/year/ sample size	Population	Method	Type II (%)	Type IV (%)	Type VIII (%)	Others (%)
Skidmore & Bjorndahl /1971 /45 [3]	Caucasian	Clearing method	33.3	60		6.7
Vertucci *et al.* /1984 / 100 [74]	N/A	In vivo (PA)	28	43	1	28
Caliskan *et al.*/ 1995 /100 [77]	Turkish	Clearing method	37.3	44.1	3.4	15.2
Zaatar *et al.* /1997 / 49 [37]	Kuwait	In vivo (PA))	56.5	42.9		0.9
Al-Nazhan *et al.* /1999 / 251 [58]	Saudian	In vivo (PA)	52.6	47.4		
Wasti *et al.* 2001 /30 [10]	Pakistani	Clearing method	23.3	66.7		
Sperber and Moreau/ 1998 / 480 [19]	Senelgese	Invitro (sections)	16	84		
Gulavibala *et al.* /2001/ 139 [12]	Burmese	Clearing method	23.3	66.7	3.3	7.7
Gulavibala *et al.* /2002/ 118[59]	Thai	Clearing method	28.8	38.1	0.7	32.4
Ahmed *et al.* / 2007/ 100 [13]	Sudanese	Clearing method	14	73	2	11
Chen *et al.* / 2009 / 183 [60]	Taiwenese	Clearing method	29.5	55.2	5.5	9.8
Rwenyonyi *et al.* /2009 / 224 [38]	Ugandian	Clearing method	13.8	44.6	0	41.6
Al-Qudah & Awawdeh/2009/ 330 [61]	Jordanian	Clearing method	36	52.7	0.3	11
Gu *et al.* / 2010 / 45 [36]	Chinese	Invitro (mCT)	11.1	64.4	2.2	28.3
Wang *et al.* / 2010 / 410 [29]	Chinese	CBCT	1.7	93.9	0.2	4.2
Chourasia *et al.* / 2012 / 150[5]	Indian	Clearing method	36.6	54		9.4
Mukhaimer *et al.* /2014/320[45]	Palestinian	CBCT	38.8	53.8		7.4
Nur *et al.* / 2014/ 966 [78]	Turkish	CBCT	1	89	0.2	9.8
Faraz *et al.* 2015/ 123 [31]	Pakistani	Clearing method	26.8	70.7		2.5
Akhlaghi *et al.* / 2017/ 150 [66]	Irani	Clearing method	41.3	55.3		
Present study/ 2017/ 142	CBCT	CBCT	60.56	30.99		8.45

Tabela 15: Configuração do canal radicular na <u>raiz distal</u> dos primeiros molares inferiores de acordo com vários grupos populacionais

Author/year/ sample size	**Population**	**Method**	**Type I (%)**	**Type II (%)**	**Type IV (%)**	**Others (%)**
Skidmore & Bjorndahl /1971 /45 [3]	Caucasian	Clearing method	71.1	17.8	8.9	2.2
Vertucci *et al*. /1984 / 100 [74]	N/A	In vivo (PA)	70	15	5	10
Zaatar *et al*. /1997 / 49 [37]	Kuwait	In vivo (PA))	70.7	12.9	16.4	
Al-Nazhan *et al*. /1999 / 251 [58]	Saudian	In vivo (PA)	42.2	35.1	22.7	
Wasti *et al*. 2001 /30 [10]	Pakistani	Clearing method	30	26.7	20	23.3
Gulavibala *et al*. /2001/ 139[12]	Burmese	Clearing method	66.2	15.8	10.1	7.9
Gulavibala *et al*. /2002/ 118[59]	Thai	Clearing method	61	4.2	15.3	19.5
Ahmed *et al*. / 2007/ 100 [13]	Sudanese	Clearing method	38	28	22	12
Chen *et al*. / 2009 / 183 [60]	Taiwenese	Clearing method	54.1	12.6	25.1	8.2
Rwenyonyi *et al*. /2009 / 224 [38]	Ugandian	Clearing method	84.8	1.3	9.4	4.5
Al-Qudah & Awawdeh/2009/ 330 [61]	Jordanian	Clearing method	54.2	17	9.4	19.4
Gu *et al*. / 2010 / 45 [36]	Chinese	Invitro (mCT)	82.2	2.2	2.2	13.4
Wang *et al*. / 2010 / 410 [29]	Chinese	CBCT	62.9	9.7	25.1	2.3
Chourasia *et al*. 2012 / 150[5]	Indian	Clearing method	65.3	20.6	9.3	4.8
Mukhaimer *et al*. /2014/320[45]	Palestinian	CBCT	57.5	22.5	8.1	11.9
Nur *et al*. / 2014/ 966 [78]	Turkish	CBCT	60	14	20	6
Faraz *et al*. / 2015/ 123 [31]	Pakistani	Clearing method	66	14.5	19.5	
Akhlaghi *et al*. / 2017/ 150 [66]	Irani	Clearing method	61.3	26.6	9.4	
Current study/ 2017/ 142	CBCT	CBCT	44.06	22.38	12.59	

Capítulo 10

Pontos fortes:

- Não foi efectuado nenhum estudo semelhante na população paquistanesa utilizando a CBCT.
- Identificar a morfologia do canal radicular do primeiro molar inferior e as suas variantes que podem ser aplicadas à endodontia e à reendodontia para melhorar a qualidade do tratamento e reduzir os insucessos.
- Identificou e comparou a morfologia dos canais radiculares de homens e mulheres e entre os primeiros molares inferiores dos lados direito e esquerdo, separadamente.
- A dimensão da amostra foi calculada através de métodos científicos.

Limitações:

- Avaliador único.
- Estudo num único centro.

Capítulo 11

Recomendações:

- Maior dimensão da amostra.
- Dados de outras instituições e cidades do Paquistão.
- Comparação da CBCT com outras técnicas para determinar a sua exatidão.

Conclusões:

- Numa amostra de indivíduos paquistaneses que visitaram as clínicas dentárias da AKU, o tipo IV de Vertucci foi o achado mais frequente na raiz mesial e o tipo I de Vertucci na raiz distal do primeiro molar inferior permanente.
- A frequência de três primeiros molares inferiores com raízes é de 0,7%.
- A frequência do canal mesial médio na nossa população é de 3,52%.
- Não foram observadas diferenças entre os géneros na morfologia do canal radicular dos primeiros molares inferiores.

Divulgação:

O investigador principal nega qualquer interesse financeiro, acordo ou afiliação que possa constituir um conflito de interesses.

Anexo I: Classificação de Vertucci:

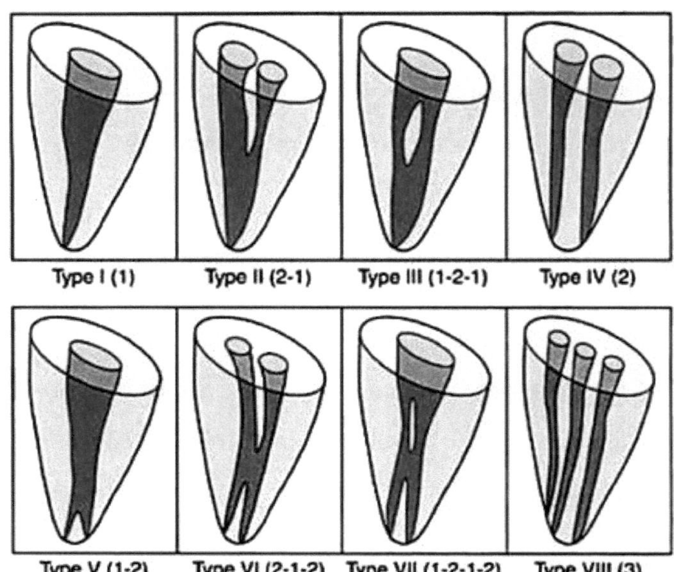

Anexo II: Formulário de recolha de dados

1) Número MR ____________________

2) Género _____________

3) Idade ___________

4) Número de identificação ___________

2) Comprimento do dente ___________mm

3) Altura da coroa ___________mm

5) Número de canais

Raiz Mesial	Raiz distal
Um ☐	Um ☐
Dois ☐	Dois ☐
Três ☐	Três ☐
Outros ☐	Outros ☐

6) Classificação Vertucci:

Raiz Mesial	Raiz distal
Tipo I ☐	Tipo I ☐
Tipo II ☐	Tipo II ☐
Tipo III ☐	Tipo III ☐
Tipo IV ☐	Tipo IV ☐
Tipo V ☐	Tipo V ☐
Tipo VI ☐	Tipo VI ☐
Tipo VII ☐	Tipo VII ☐
Tipo VIII ☐	Tipo VIII ☐

Outros ☐ Outros ☐

7) Número de forames apicais

Raiz Mesial

Um ☐

Dois ☐

Três ☐

Raiz distal

Um ☐

Dois ☐

Três ☐

Referências:

1. Peters OA. Desafios e conceitos actuais na preparação dos sistemas de canais radiculares: uma revisão. J Endod. 2004;30(8):559-67.

2. Garg AK, Tewari RK, Kumar A, Hashmi SH, Agrawal N, Mishra SK. Prevalência de primeiros molares permanentes mandibulares com três raízes na população indiana. J Endod. 2010;36(8):1302-6

3. Skidmore AE, Bjorndal AM. Morfologia do canal radicular do primeiro molar inferior humano. Oral Surg Oral Med Oral Pathol. 1971;32(5):778-84.

4. Reyhani MF, Rahimi S, Shahi S. Terapia de canal radicular de um primeiro molar inferior com cinco canais podres: um relato de caso. Iran Endod J. 2007;2(3):110-2.

5. Chourasia HR, Meshram GK, Warhadpande M, Dakshindas D. Morfologia do canal radicular dos primeiros molares permanentes inferiores numa população indiana. Int J Dent. 2012:745152.1-6

6. Walker RT. Forma da raiz e anatomia do canal dos primeiros molares inferiores numa população do sul da China. Endod Dent Traumatol. 1988;4(1):19-22.

7. Carrotte P. Endodontia: parte 4. Morfologia do sistema de canais radiculares. Br Dent J. 2004;197(7):379-83.

8. Razmi H, Shokouhinejad N, Hooshyar M. Um estudo in vitro do número de raízes e canais distais em primeiros molares inferiores na população iraniana. Iran Endod J. 2008;2(4):126-30

9. Pineda F, Kuttler Y. Investigação roentgenográfica mesiodistal e vestibulolingual de 7.275 canais radiculares. Oral Surg Oral Med Oral pathol.1972;33(1):101-10.

10. Wasti F. Sistemas de canais radiculares dos primeiros molares permanentes mandibulares e maxilares de paquistaneses do sul da Ásia. Int Endod J. 2001;34(4):263-6.

11. Shahi S, Yavari HR, Rahimi S, Torkamani R. Morfologia do canal radicular dos primeiros molares permanentes inferiores humanos numa população iraniana. J Dent Res Dent Clin Dent Prospects. 2008;2(1):20-3.

12. Gulabivala K, Aung TH, Alavi A, Ng YL. Morfologia da raiz e do canal dos

molares mandibulares birmaneses. Int Endod J. 2001;34(5):359-70.

13. Ahmed HA, Abu-bakr NH, Yahia NA, Ibrahim YE. Morfologia da raiz e do canal dos molares mandibulares permanentes numa população sudanesa. Int Endod J. 2007;40(10):766-71.

14. Hasan M, Umer F. Retratamento endodôntico de um primeiro molar mandibular com cinco sistemas de canais radiculares: uma importante lição clínica. BMJ Case Rep.2014; pii: bcr2013201402. doi: 10.1136/bcr-2013-201402.

15. Baugh D, Wallace J. Canal mesial médio do primeiro molar inferior: relato de um caso e revisão da literatura. J Endod. 2004;30(3):185-6.

16. Vertucci FJ. Morfologia do canal radicular e sua relação com os procedimentos endodônticos. Tópicos em Endodontia. 2005;10(1):3-29.

17. Calberson FL, De Moor RJ, Deroose CA. O radix entomolaris e paramolaris: abordagem clínica em endodontia. J Endod. 2007;33(1):58-63.

18. Nagaveni NB, Umashankar KV. Radix entomolaris em primeiros molares inferiores permanentes: relatos de casos e revisão da literatura. Gen Dent. 2009;57(3):e25-9.

19. Sperber GH, Moreau JL. Estudo do número de raízes e canais em primeiros molares inferiores permanentes senegaleses. Int Endod J. 1998;31(2):117-22.

20. Steelman R. Incidência de uma raiz distal acessória nos primeiros molares permanentes inferiores em crianças hispânicas. ASDC J Dent Child. 1986;53(2):122-3.

21. Sachdeva S, Phadnaik MB. Primeiro molar inferior com três raízes: uma consideração na terapia periodontal. J Indian Soc Periodont. 2012;16(2):286-9.

22. Weng XL, Yu SB, Zhao SL, Wang HG, Mu T, Tang RY *et al.* Morfologia do canal radicular dos dentes maxilares permanentes da nacionalidade Han na área chinesa de Guanzhong: uma nova técnica modificada de coloração do canal radicular. J Endod. 2009;35(5):651-6.

23. Awawdeh L, Abdullah H, Al-Qudah A. Forma da raiz e morfologia do canal dos primeiros pré-molares superiores da Jordânia. J Endod. 2008;34(8):956-61.

24. Weine FS, Hayami S, Hata G, Toda T. Configuração do canal da raiz mesiovestibular do primeiro molar superior de uma subpopulação japonesa. Int Endod J. 1999;32(2):79-87.

25. Baldassari-Cruz LA, Lilly JP, Rivera EM. A influência dos microscópios cirúrgicos odontológicos na localização dos orifícios do canal mesiolingual. Oral Surg Oral Med Oral Pathol Oral Radiol Endod 2002;93(2):190-4.

26. Naoum HJ, Love RM, Chandler NP, Herbison P. Efeito da angulação do feixe de raios X e do meio de contraste intrarradicular na interpretação radiográfica da anatomia do canal radicular do primeiro molar inferior. Int Endod J. 2003;36(1):12-9.

27. Cotton TP, Geisler TM, Holden DT, Schwartz SA, Schindler WG. Endodontic applications of cone-beam volumetric tomography (Aplicações endodônticas da tomografia volumétrica de feixe cónico). J Endod. 2007;33(9):1121-32.

28. Patel S, Dawood A, Ford TP, Whaites E. As potenciais aplicações da tomografia computorizada de feixe cónico na gestão de problemas endodônticos. Int Endod J. 2007;40(10):818-30.

29. Wang Y, Zheng QH, Zhou XD, Tang L, Wang Q, Zheng GN *et al.* Avaliação da morfologia da raiz e do canal dos primeiros molares permanentes inferiores numa população chinesa ocidental através de tomografia computorizada conebeam. J Endod. 2010;36(11):1786-9.

30. Silva EJNL, Nejaim Y, Silva AV, Haiter-Neto F, Cohenca N. Avaliação da configuração do canal radicular de molares inferiores de uma população brasileira por meio de tomografia computadorizada de feixe cônico: um estudo in vivo. J Endod. 2013;39(7):849-52.

31. Faraz SA, Tariq A, Jameel A. Morfologia do canal radicular dos primeiros molares permanentes mandibulares - amostra karachi. Pak Oral Dent J. 2015;35(2):294-8.

32. Gutmann JL, Fan B. Tooth Morphology, Isolation, and Access. in: Cohen S, Hargraves KM (Eds.) Pathways of the Pulp. 11ed. Mosby Elsevier, St Louis; 2016:193-9.

33. Yousuf W, Khan M, Sheikh A. Prevalência de três primeiros molares

mandibulares permanentes enraizados na população do sul do Paquistão. J Pak Dent Assoc. 2015;24(03):136-9.

34. Qolak H, Özcan E, Hamidi MM. Prevalência de primeiros molares permanentes mandibulares com três raízes na população turca. Jornal Nigeriano de Prática Clínica. 2012;15(3):306-10.

35. Stroner WF, Remeikis NA, Carr GB. Primeiro molar inferior com três canais distais. Cirurgia Oral, Medicina Oral, Patologia Oral. 1984;57(5):554-7.

36. Gu Y, Lu Q, Wang H, Ding Y, Wang P, Ni L. Morfologia do canal radicular de primeiros molares inferiores permanentes de três raízes - parte I: assoalho pulpar e sistema de canais radiculares. J Endod. 2010;36(6):990-4.

37. Zaatar EI, al-Kandari AM, Alhomaidah S, al-Yasin IM. Frequência do tratamento endodôntico no Kuwait: avaliação radiográfica de 846 dentes tratados endodonticamente. J Endod. 1997;23(7):453-6.

38. Rwenyonyi CM, Kutesa A, Muwazi LM, Buwembo W. Morfologia da raiz e do canal do primeiro e segundo molares permanentes inferiores numa população do Uganda. Odontology. 2009;97(2):92-6.

39. Sert S, Bayirli GS. Avaliação das configurações dos canais radiculares dos dentes permanentes mandibulares e maxilares por género na população turca. J Endod. 2004;30(6):391-8.

40. Assadian H, Dabbaghi A, Gooran M, Eftekhar B, Sharifi S, Shams N *et al.* Precisão da CBCT, radiografia digital e secção transversal para a avaliação dos canais radiculares do incisivo mandibular. Iran Endod J. 2016;11(2):106-10.

41. Navarro LF, Luzi A, Garcia AA, Garcia AH. Terceiro canal na raiz mesial de primeiros molares inferiores permanentes: revisão da literatura e apresentação de 3 relatos clínicos e 2 estudos in vitro. Med Oral Patol Oral Cir Bucal. 2007;12(8):E605-9.

42. Sachdeva GS, Ballal S, Gopikrishna V, Kandaswamy D. Tratamento endodôntico de um segundo pré-molar mandibular com quatro raízes e quatro canais radiculares com o auxílio de tomografia computorizada em espiral: relato de um caso. J Endod. 2008;34(1):104-7.

43. Gu L, Wei X, Ling J, Huang X. Estudo tomográfico microcomputado dos istmos dos canais na raiz mesial dos primeiros molares inferiores numa população chinesa. J Endod. 2009;35(3):353-6.

44. Neelakantan P, Subbarao C, Subbarao CV. Avaliação comparativa da técnica modificada de coloração e desobstrução do canal, da tomografia computorizada de feixe cónico, da tomografia computorizada quantitativa periférica, da tomografia computorizada em espiral e da radiografia digital simples e com contraste no estudo da morfologia do canal radicular. J Endod. 2010;36(9):1547-51.

45. Mukhaimer RH. Avaliação da Configuração dos Canais Radiculares dos Primeiros Molares Mandibulares numa População Palestiniana através da Tomografia Computorizada ConeBeam: Um Estudo Ex Vivo. Int Sch Res Notices. 2014;2014:1-7.

46. Tachibana H, Matsumoto K. Aplicabilidade da tomografia computorizada de raios X em endodontia. Endod Dent Traumatol. 1990;6(1):16-20.

47. Nair MK, Levin MD, Nair UP. Radiographic Interpretation in: Cohen S, Hargraves KM (Eds.) Pathways of the Pulp. 11thed. Mosby Elsevier, St Louis; 2016:36-7.

4 8 Cho PS, Johnson RH, Griffin TW. Cone-beam CT para aplicações de radioterapia. Phys Med Biol. 1995;40(11):1863-83.

49. Scarfe WC, Farman AG, Sukovic P. Clinical applications of cone-beam computed tomography in dental practice (Aplicações clínicas da tomografia computorizada de feixe cónico na prática dentária). J Can Dent Assoc. 2006;72(1):75-80.

50. Liang X, Jacobs R, Hassan B, Li L, Pauwels R, Corpas L *et al.* A comparative evaluation of Cone Beam Computed Tomography (CBCT) and Multi-Slice CT (MSCT) Part I. On subjective image quality. Eur J Radiol. 2010;75(2):265-9.

51. Baratto Filho F, Zaitter S, Haragushiku GA, de Campos EA, Abuabara A, Correr GM. Análise da anatomia interna dos primeiros molares superiores por meio de diferentes métodos. J Endod. 2009;35(3):337-42.

52. D'addazio P, Carvalho A, Campos C, Devito K, Özcan M. Cone beam computed

tomography in Endodontics. Int Endod J. 2016;49(3):311-2.

53. Matherne RP, Angelopoulos C, Kulild JC, Tira D. Utilização da tomografia computorizada de feixe cónico para identificar sistemas de canais radiculares in vitro. J Endod. 2008;34(1):87-9.

54. De Paula-Silva FWG, Wu M-K, Leonardo MR, da Silva LAB, Wesselink PR. Precisão da radiografia periapical e da tomografia computorizada de feixe cónico no diagnóstico da periodontite apical utilizando os achados histopatológicos como padrão de ouro. J Endod. 2009;35(7):1009-12.

55. Mah J. Acad Dent Ther Stomatol. 2009;1-12

56. Vertucci F, Seelig A, Gillis R. Morfologia do canal radicular do segundo pré-molar superior humano. Oral Surg Oral Med Oral Pathol. 1974;38(3):456-64.

57. Yew SC, Chan K. Um estudo retrospetivo dos primeiros molares inferiores tratados endodonticamente numa população chinesa. J Endod. 1993;19(9):471-3.

58. Al - Nazhan S. Incidência de quatro canais em primeiros molares inferiores tratados com canal radicular numa subpopulação da Arábia Saudita. Int Endod J. 1999;32(1):49-52.

59. Gulabivala K, Opasanon A, Ng YL, Alavi A. Morfologia da raiz e do canal dos molares mandibulares tailandeses. Int Endod J. 2002;35(1):56-62.

60. Chen G, Yao H, Tong C. Investigação da configuração do canal radicular dos primeiros molares inferiores numa população chinesa de Taiwan. Int Endod J. 2009;42(11):1044-9.

61. Al-Qudah AA, Awawdeh LA. Morfologia da raiz e do canal dos dentes primeiros e segundos molares inferiores numa população jordana. Int Endod J. 2009;42(9):775-84.

62. Valencia O, Abadal J, Estevez R, Moreno-Sancho F, Perez-Zaballos T, PeixSnchez M. Estudo de TCFC da morfologia do canal radicular dos primeiros molares inferiores numa população espanhola. Roots. 2011;3:28-32.

63. Demirbuga S, Sekerci AE, Dincer AN, Cayabatmaz M, Zorba YO. Utilização da tomografia computorizada de feixe cónico para avaliar a morfologia da raiz e do

canal dos primeiros e segundos molares inferiores em indivíduos turcos. Med Oral Patol Oral Cir Bucal. 2013;18(4):e737- 44.

64. Mirzaie M, Zaban PT, Mohammadi V. Estudo de Tomografia Computorizada de Feixe Cónico de Canais Radiculares numa População Hamadani no Irão. Avicenna J Dent Res. 2012;4(2):25-31.

65. Estrela C, Bueno MR, Couto GS, Rabelo LEG, Alencar AHG, Silva RG *et al.* Estudo da Anatomia do Canal Radicular em Dentes Permanentes Humanos em uma Subpopulação da Região Centro do Brasil Utilizando Tomografia Computadorizada de Feixe Cônico-Parte 1. Braz Dent J. 2015;26(5):530-6

66. Akhlaghi NM, Khalilak Z, Vatanpour M, Mohammadi S, Pirmoradi S, Fazlyab M *et al.* Anatomia e Morfologia do Canal Radicular dos Primeiros Molares Mandibulares numa População Iraniana Selecionada: Um Estudo In Vitro. Iran Endod J. 2017;12(1):87 -91.

67. Younes SA, Al-Shammery AR, El-Angbawi MF. Primeiros molares inferiores permanentes com três raízes de grupos asiáticos e negros no Médio Oriente. Oral Surg Oral Med Oral Pathol. 1990;69(1):102- 5.

68. Tu MG, Huang HL, Hsue SS, Hsu JT, Chen SY, Jou MJ *et al.* Deteção de primeiros molares inferiores permanentes com três raízes através de tomografia computorizada de feixe cónico em indivíduos de Taiwan. J Endod. 2009;35(4):503-7.

69. Chandra SS, Chandra S, Shankar P, Indira R. Prevalência de radix entomolaris em primeiros molares permanentes inferiores: um estudo numa população do sul da Índia. Oral Surg Oral Med Oral Pathol Oral Radiol Endod. 2011;112(3):e77-82.

70. Plotino G, Tocci L, Grande NM, Testarelli L, Messineo D, Ciotti M *et al.* Simetria da raiz e morfologia do canal radicular dos molares superiores e inferiores numa população branca: um estudo de tomografia computorizada de feixe cónico in vivo. J Endod. 2013;39(12):1545-8.

71. Park JB, Kim N, Park S, Kim Y, Ko Y. Avaliação da anatomia radicular de pré-molares e molares inferiores permanentes numa população coreana com tomografia computorizada de feixe cónico. Eur J Dent. 2013;7(1):94-101.

72. Torres A, Jacobs R, Lambrechts P, Brizuela C, Cabrera C, Concha G *et al.* Caracterização da morfologia da raiz e do canal do molar mandibular utilizando a tomografia computorizada de feixe cónico e a sua variabilidade em amostras da população belga e chilena. Imag Sci Dent. 2015;45(2):95-101.

73. Pomeranz HH, Eidelman DL, Goldberg MG. Considerações sobre o tratamento do canal mesial médio dos primeiros e segundos molares inferiores. J Endod. 1981;7(12):565-8.

74. Vertucci FJ. Anatomia do canal radicular dos dentes permanentes humanos. Oral Surg Oral Med Oral Pathol. 1984;58(5):589-99.

75. Fabra-Campos H. Anatomia radicular invulgar dos primeiros molares inferiores. J Endod. 1985;11(12):568-72.

76. Goel N, Gill K, Taneja J. Estudo da configuração dos canais radiculares no primeiro molar permanente inferior. J Indian Soc Pedod Prev Dent 1991;8(1):12-4.

77. Caliskan MK, Pehlivan Y, Sepetcioglu F, Turkun M, Tuncer SS. Morfologia do canal radicular dos dentes permanentes humanos numa população turca. J Endod. 1995;21(4):200-4.

78. Nur BG, Ok E, Altunsoy M, Aglarci OS, Colak M, Gungor E. Avaliação da morfologia da raiz e do canal dos molares permanentes inferiores numa população do sudeste da Turquia, utilizando a tomografia computorizada conebeam. Eur J Dent. 2014;8(2):154-9

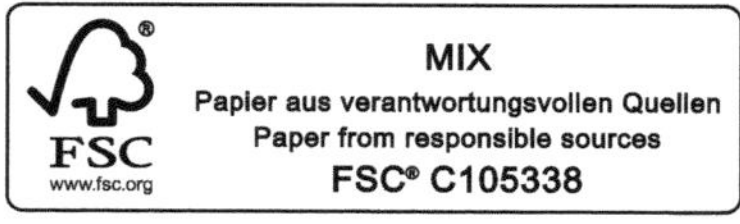

Printed by Books on Demand GmbH, Norderstedt / Germany